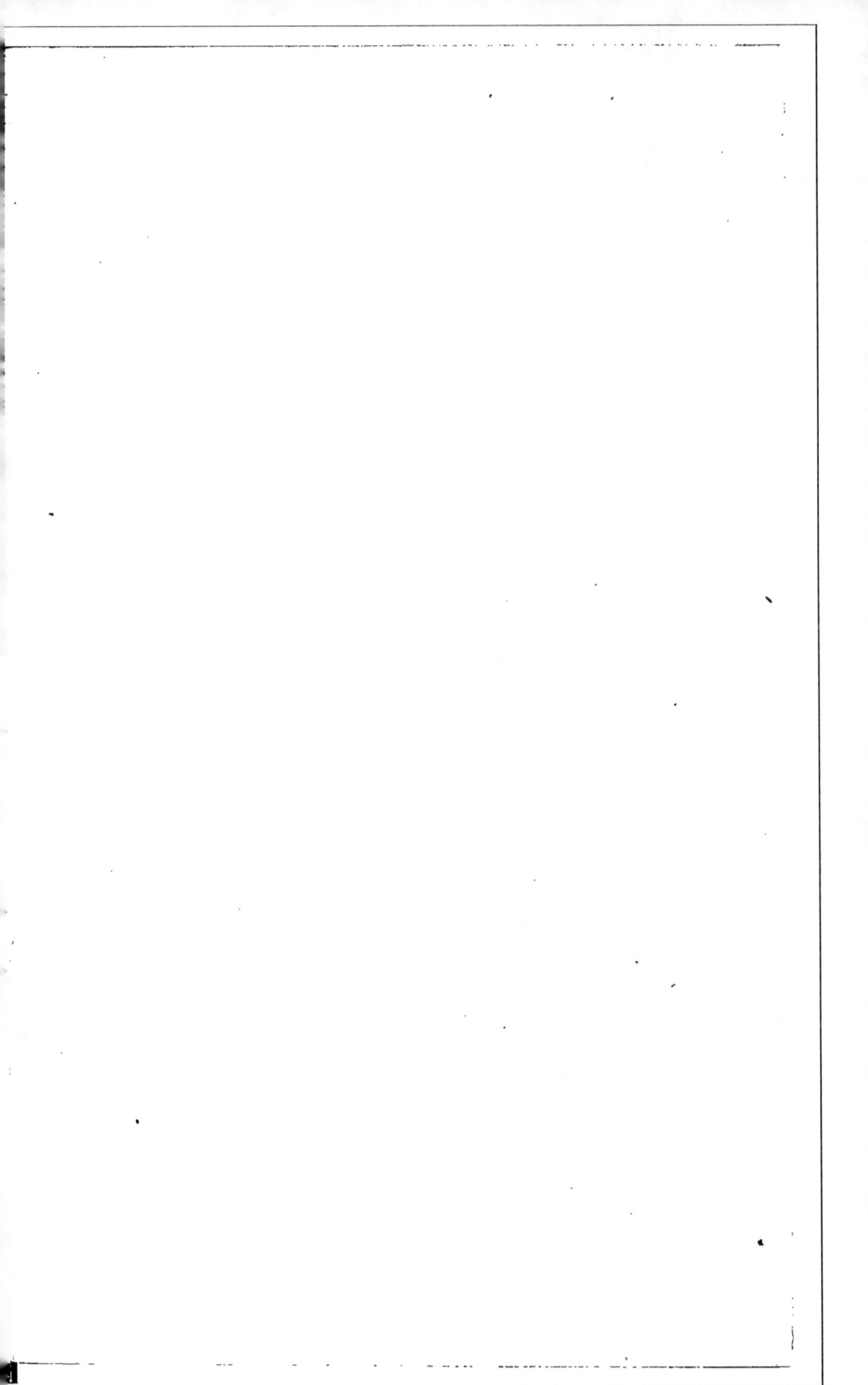

TU 64
250.

RÉFORME MÉDICALE.

COMPÉRAGE

MAGNÉTIQUE

RÉPRIMÉ;

QUESTIONS ET OBSERVATIONS D'ORDRE PUBLIC
SUR LA PRATIQUE DU MAGNÉTISME, DU MESMÉRISME ET DU SOMNAMBULISME
CONSIDÉRÉE COMME EXERCICE DE LA MÉDECINE;

SUIVIES

D'UNE LETTRE DE M. LE MINISTRE DE L'INSTRUCTION PUBLIQUE A CE SUJET.

PAR

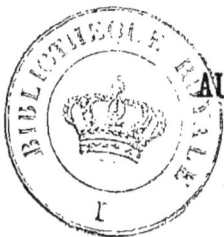

AUBIN GAUTHIER.

Prix : 1 fr. 50.

PARIS,

A L'ADMINISTRATION DE LIBRAIRIE,
Rue Notre Dame-des-Victoires, 26,
ET AU BUREAU DE LA REVUE MAGNÉTIQUE,
Rue Bréda, 28, avenue Frochot, 3.

NOVEMBRE 1846.

COMPÉRAGE

MAGNÉTIQUE

RÉPRIMÉ,

QUESTIONS ET OBSERVATIONS D'ORDRE PUBLIC
SUR LA PRATIQUE DU MAGNÉTISME, DU MESMÉRISME ET DU SOMNAMBULISME,
CONSIDÉRÉE COMME EXERCICE DE LA MÉDECINE.

OBSERVATIONS PRÉLIMINAIRES.

Lorsqu'il s'est agi de l'ouverture d'un Congrès médical à Paris, nous avons bien pensé que le Magnétisme et le Somnambulisme pourraient y soulever quelque question réglementaire et d'ordre public; mais, après ce qui s'est passé au Congrès scientifique de Reims en septembre 1845 (1), nous n'avons pas conçu un moment l'espoir que la médecine parisienne pût se livrer d'elle-même à un examen sérieux et réfléchi. Nous ne nous sommes pas trompé.

Un membre du Congrès, le docteur J. J. Beaux, ayant cru apercevoir une lueur antimagnétique dans l'une des propositions réformatrices de la Commission chargée du rapport sur l'Exercice illégal de la médecine, avait demandé quelques explications à ce sujet. Il en est résulté, à la honte de

(1) Voir Revue magnétique, tome Ier, pages 433 à 488.

l'assemblée, une recrudescence d'injures et d'insultes envers les magnétiseurs et les somnambules (1).

Honoré un instant de la visite de M. le Ministre de l'Intruction publique, le Congrès a cru y trouver une approbation entière de ses travaux ; il a pensé que ses vœux seraient réalisés sans discussion ni contrôle. Mais M. de Salvandy, étranger à tout esprit de coterie, entend mieux ses devoirs que le Congrès ; il a tenu compte des observations que nous lui avons soumises en juillet 1845 sur l'exercice du magnétisme, et en mars 1846 sur les abus naissants du somnambulisme (2) ; témoin la lettre qu'il a bien voulu nous écrire le 22 juin dernier.

Sûr, maintenant, d'être écouté en haut lieu, nous allons continuer tranquillement notre tâche, et s'il est encore question du Congrès dans nos observations critiques, c'est que le résultat de ses travaux se trouve naturellement lié à tout projet de réforme médicale.

Nous essayerons d'abord de faire sentir la nécessité de régler l'exercice du magnétisme proprement dit ; en termes plus positifs, du *Mesmérisme* ou application des divers procédés mesmériens à la guérison des maladies. Car, nous le répéterons toujours : Magnétisme, Mesmérisme et Somnambulisme sont trois choses distinctes, et que cependant médecins, savants et citoyens de toutes classes confondent chaque jour.

Mesmer et ses successeurs ayant posé en principe que le magnétisme était un moyen de guérison ; tout moyen

---

(1) Dans sa séance du 10 novembre, la question du magnétisme ayant été soulevée, l'Assemblée s'est écriée presque en masse : *Les magnétiseurs sont des charlatans*, DES SACRÉS CHARLATANS, *qui abusent de la crédulité publique ; il faut les flétrir tous !...* TOUS !... etc., etc. — Voir le récit de cette séance, et la lettre du docteur Beaux, Revue magnétique, tome II, pages 27 à 37.

(2) Voir Revue magnétique, tome Ier, pages 373 à 378 ; et tome II, pages 179 à 181.

curatif ayant besoin d'être administré avec discernement, il eût été du devoir impérieux d'une médecine charitable et zélée d'examiner avec soin le magnétisme, afin de s'en servir s'il est bon, ou de s'en défendre s'il est mauvais. Quoi qu'il en soit, l'attention doit aujourd'hui, malgré l'impéritie et la mauvaise volonté des médecins de l'époque, se fixer tout à fait sur ses inconvénients et ses dangers ; il faut enfin prendre garde qu'en fermant les yeux sur son utilité, on ne reste encore plus profondément dans l'ignorance du mal qu'il peut faire.

S'il y a des difficultés entre la médecine somnambulique et la médecine ordinaire, il n'en doit pas sérieusement exister entre cette dernière et la médecine purement magnétique. Celle-ci est une réalité ou une chimère. L'a-t-on examinée? Non! parce qu'on a pensé qu'il fallait croire aux somnambules, et qu'on nie l'exaltation des facultés humaines et des propriétés corporelles pendant l'état somnambulique. Il y a cinquante ans, Buffon prétendait que les somnambules étaient plus stupides que des imbéciles, qu'ils ne savaient dire et répondre que des mots sans suite (1). Depuis, c'est bien différent; on leur a reproché de trop parler et sur beaucoup trop de choses.

Mais quand bien même les somnambules ne seraient que des imbéciles, et si vraiment ils ne sont bons à rien, pas même en médecine, qu'est-ce que cela peut faire au magnétisme? En existera-t-il moins s'il n'y a plus de somnambules ou s'ils ne sont d'aucune utilité? Non certainement: le magnétisme peut se passer de somnambulisme et de somnambules ; Mesmer procédait sans leur secours; en un mot, avec le magnétisme simple on n'en guérira pas moins beaucoup de maladies ordinaires et d'autres qui font le désespoir de la médecine.

Nous avons déjà traité plusieurs fois cet important su-

(1) Buffon, de l'homme, tome IV, pag. 38.

jet (1), en invitant toujours nos lecteurs à remonter à la source magnétique avant de chercher à voir des somnambules ; mais les pratiques mesmériennes étant moins attrayantes, plus difficiles, plus fatigantes que celles du somnambulisme, on les a délaissées pour ces dernières, et elles n'ont pas attiré l'attention générale. C'est pour cette raison que nous allons encore aujourd'hui procéder par ordre dans l'examen que nous avons à faire pour arriver à résoudre sainement des questions qui intéressent toutes les classes de la société. Nous nous occuperons d'abord de magnétisme et de magnétiseurs, pour traiter ensuite particulièrement de somnambuliseurs et de somnambulisme.

Il s'agit, en effet, dans un intérêt d'ordre public et privé, d'aider le Gouvernement et la Magistrature à résoudre les sept questions suivantes :

1° Un mesmériseur ou un magnétiseur peuvent-ils être inculpés d'exercice illégal de la médecine ?

2° Un somnambuliseur peut-il l'être également ?

3° Un médecin peut-il s'associer avec un mesmériseur, un magnétiseur, ou un somnambuliseur, sans être taxé de compérage et collusion ?

4° Un médecin et un somnambule peuvent-ils s'associer sans s'exposer à être taxés de compérage et collusion ?

5° Un somnambule qui s'annonce publiquement à titre médico-consultatif, même avec l'assistance d'un médecin, peut-il être justement inculpé d'exercice illégal de la médecine ?

6° Le médecin qui assiste ce somnambule peut-il être inculpé comme complice et soupçonné de compérage et collusion ?

---

(1) Voir Revue magnétique, tome Ier, pages 242 à 258, et 293 à 302; et tome II, pages 221 à 227 ; — Introduction au magnétisme, pages 337 et suivantes ; — Magnétisme catholique, pages 22 à 47. — Traité du Magnétisme, pages 297 à 309 ; et 360 à 429.

7° Un médecin, devenu somnambule, peut-il signer et faire exécuter ses propres ordonnances?

La solution de ces questions offrait déjà depuis nombre d'années un très-vif intérêt; cet intérêt est devenu plus grave en présence des menaces du Congrès médical de 1845.

PREMIÈRE QUESTION.

—

UN MESMÉRISEUR OU UN MAGNÉTISEUR (1) PEUVENT-ILS ÊTRE INCULPÉS D'EXERCICE ILLÉGAL DE LA MÉDECINE?

La loi ne confère qu'au médecin le droit d'exercer l'art de guérir.

Beaucoup de personnes croient qu'il suffit de ne pas faire payer ses soins pour éviter une condamnation; c'est une erreur. La loi ne distingue pas; il serait trop facile de l'éluder, et d'ailleurs l'ignorant guidé par des vues charitables et désintéressées n'est pas moins dangereux qu'un charlatan cupide.

Si le magnétisme guérit, peut-on le pratiquer quand on n'est pas médecin soi-même? C'est là une question qu'il faudrait résoudre négativement à cause des principes, mais que l'on doit mûrement examiner en raison des conséquences.

D'abord, le magnétisme guérit-il les maladies? en d'autres termes plus positifs, est-il un remède curatif? Si cette question était présentée devant les tribunaux, les juges seraient fort embarrassés; surtout à Paris, où le plus grand nombre des médecins se rient de ceux de leurs confrères

(1) Voir pour la différence entre les mots Mesmérisme et Magnétisme Revue magnétique, tome II, pages 221 à 227.

qui croient au magnétisme et qui l'emploient dans leur pratique; mais ce n'est sans doute pas la question même qui serait jugée; on ne verrait peut-être que les faits. Tel aurait guéri par le magnétisme, tel autre aurait compromis un malade; conclusion forcée, malgré toutes les académies : le magnétisme est un moyen de combattre les maladies, de guérir ou de soulager les malades.

Si les tribunaux déclaraient que le magnétisme est un agent curatif, il n'en resterait pas moins vrai que la médecine parisienne ne le reconnaît point pour tel; d'où il semblerait résulter que les cas magnétiques n'étant pas prévus par la loi, aucune condamnation ne peut être prononcée. Mais la loi ne définissant pas la médecine, les juges, abandonnés à eux-mêmes par les corps savants et les facultés médicales, auront d'abord recours au bon sens et chercheront à s'instruire ailleurs.

Si la loi ne définit pas ce qu'est la médecine, si les médecins de l'époque prétendent que le magnétisme n'en fait pas partie bien qu'il guérisse les maladies, comme les connaissances actuelles ne sont, en beaucoup de cas, que le résultat des enseignements anciens, les tribunaux auront recours à ces derniers.

Or, Hippocrate définit la médecine de la manière suivante : « La Médecine est un art qui guérit les malades ou qui » calme leurs souffrances, et qui n'entreprend pas ceux » dont le mal est incurable; car, ce qui est sans remède, » la médecine n'essaye pas de le guérir » (1). Or, Mesmer ayant présenté le magnétisme comme « pouvant guérir im- » médiatement les maladies des nerfs, et médiatement les » autres » (2), tout magnétiseur qui guérit ou soulage, exerce la médecine; c'est évident.

Si donc les tribunaux étaient appelés à juger une guéri-

(1) Hippocrate, de l'Art.
(2) Mesmer, Premier Mémoire, Proposition 23.

son ou une faute magnétique, ils déclareraient peut-
être, 1° comme Mesmer, que « les médecins seuls sont
» capables de mettre le magnétisme en pratique » (1); 2° et,
comme la Commission de l'Académie de médecine de Paris,
en 1831, « Que le Magnétisme, considéré comme moyen
» thérapeutique, doit trouver sa place dans le cadre
» des connaissances médicales, et que les médecins seuls
» doivent *en faire ou en surveiller* l'emploi » (2). En cet état,
nul ne devra donc faire profession de magnétiser, s'il n'y
est autorisé, soit par une loi qui lui en conférera le droit,
soit par un médecin.

Mais comme il n'existe ni loi ni règlement sur le magnétisme, il serait bien possible que les tribunaux ne voulus-
sent pas rechercher par eux-mêmes si vraiment on guérit
ou l'on tue en magnétisant, et que dans le doute et l'ignorance où les corps savants laissent la France depuis soixante-
dix années, ils s'abstinssent.

Il faut en effet remarquer que dans l'état actuel des
choses, la médecine parisienne ne s'est jamais opposée
à l'exercice et à la pratique du magnétisme simple, par la
raison qu'elle ne le comprend pas. Elle confond toujours
le magnétisme avec le somnambulisme, la cause avec l'effet
Elle croit, comme le vulgaire et la plupart des gens du
monde, que le somnambulisme est le seul résultat du magnétisme, tandis qu'il n'en est qu'un effet entre mille, et
seulement le plus merveilleux. Dès lors, le magnétisme
considéré comme agent physique n'étant point réputé
remède curatif, l'inculpé d'exercice illégal de la médecine échapperait à la loi.

Car, il faut bien le remarquer encore, le Rapport fait à
l'Académie de médecine de Paris, en 1831, ne constate pas
plus que celui de 1784 l'existence d'un agent magné-

(1) Idem, page 47.
(2) Foissac, Rapport sur le Magnétisme, page 206.

tique *curatif.* Il reconnaît bien ses effets quand il a pour
résultat de produire le somnambulisme, mais autrement
il ne prouve rien de plus, puisque les travaux de la Commission se résument en quatre points : *Effets nuls;* —
Effets peu marqués; — *Effets produits par l'ennui, la mono-
tonie et l'imagination;* — enfin, *Effets dépendant très-probable-
ment du* MAGNÉTISME SEUL (1); et quels sont ces derniers,
des effets somnambuliques (2)!

Ainsi, quant à l'agent magnétique qui fut présenté par
Mesmer comme moyen de guérir et de préserver les hommes,
personne ne le connaît en France hormis quelques vrais magnétiseurs, et sur ce point les plus experts de la médecine
parisienne... *ne savent rien!*

En l'état actuel des choses, et sauf des lois ou règlements
ultérieurs, nous n'hésitons pas à poser en principe ce
qui suit :

NON, le Mesmériseur et le Magnétiseur ne peuvent être
justement inculpés d'exercice illégal de la médecine.

DEUXIEME QUESTION.

—

UN SOMNAMBULISEUR PEUT-IL ÊTRE INCULPÉ D'EXERCICE ILLÉGAL DE LA MEDECINE ?

===

Lorsqu'en 1778 Mesmer présenta sa découverte au monde
savant, il ne parla point somnambulisme ; il cacha cette
merveille à toutes les intelligences, à tous les yeux. Dans
les vingt-sept propositions qui terminent son premier Mé-

(1) Voir Foissac, Rapport sur le Magnétisme, pages 126 à 137.
(2) Idem, pages 137 et suivantes.

moire, il se contenta même de placer obscurément et sans aucune explication cette assertion tout à fait somnambulique et dès lors incompréhensible : « Avec le secours du » magnétisme, le médecin est éclairé sur l'usage des médi- » caments ; il perfectionne leur action, il provoque et di- » rige les crises de manière à s'en rendre maître. » — Prop. 24.) Puis, il ajouta celle-ci encore plus surprenante pour l'époque et non moins véridique : « Cette doctrine » mettra le médecin en état de bien juger du degré de santé » de chaque individu et de le préserver des maladies aux- » quelles il pourrait être exposé. L'Art de guérir parviendra » ainsi à sa dernière perfection. » — (Prop. 27.)

« Les médecins, comme dépositaires de la confiance pu- » blique, sur ce qui touche de plus près la conservation et » le bonheur des hommes, dit-il en terminant, sont seuls » capables, par les connaissances essentielles de leur état, » de bien juger de l'importance de la découverte que je » viens d'annoncer et d'en présenter les suites. Eux seuls, » en un mot, sont capables de la mettre en pratique. »

Malheureusement, à quelques centaines de médecins près, épars sur le sol de la France entière, la médecine resta sourde et aveugle devant les doctrines et les pratiques de Mesmer ; elles eussent été oubliées, si le hasard n'avait produit sous la main d'un élève du médecin allemand un homme qui parlait, raisonnait et faisait de la médecine *en dormant!*

Pour magnétiser, en suivant les principes de Mesmer, il fallait du temps, de l'attention et un véritable fonds d'instruction ; mais pour faire un somnambule, il suffisait de cinq minutes ; c'était là une méthode bien facile, bien commode et surtout peu fatigante. Aussi ne parla-t-on bientôt plus que somnambulisme ; et comme c'était à l'aide du magnétisme que cet état s'était développé, on confondit l'un avec l'autre ; le somnambulisme passa généralement pour le seul et unique résultat du magnétisme ; toute la science de Mesmer fut méconnue, rentra dans l'oubli et passa, comme l'a dit depuis un médecin de Paris, pour une *chimère*.

Mesmer s'en aperçut ; car dans la préface de son deuxième Mémoire, publié en l'an VII, il ne manque pas de dire : « Les imitateurs de ma méthode de guérir, pour l'avoir trop » légèrement exposée à la curiosité et à la contradiction, » ont donné lieu à beaucoup de préventions contre elle. » Depuis cette époque, on a confondu le somnambulisme » avec le magnétisme ; et par un zèle irréfléchi, par un en- » thousiasme exagéré, on a voulu constater la réalité de » l'un par les effets surprenants de l'autre » (1). Les choses sont encore en cet état après soixante-dix ans, par suite du zèle irréfléchi, de l'enthousiasme de quelques-uns, et de la paresse du plus grand nombre. On parle beaucoup de somnambulisme, on le pratique, on l'observe plus ou moins bien, on ne remonte pas plus haut.

Nous avons eu plusieurs fois occasion d'expliquer à nos lecteurs que le mot *Somnambuliseur* se prenait presque toujours en mauvaise part jusqu'à présent, et qu'on appelait habituellement *somnambuliseurs* les hommes qui font trafic de montrer des somnambules à tout venant, de ville en ville, de foire en foire ; mais nous avons dit aussi que, scientifiquement parlant, lorsqu'un homme magnétise dans le but unique de mettre en somnambulisme pour arriver à des résultats utiles, il se développe quelquefois chez lui, avec le temps, une faculté particulière. Il devient alors un praticien spécial ; il est *Somnambuliseur* (2).

Il y a, en effet, des hommes qui produisent le somnambulisme avec plus de facilité et de promptitude que d'autres. Un moment viendra où ce caractère particulier du magnétiseur sera très-apprécié. Le somnambuliseur sera un homme fort utile ; on peut déjà le comparer à ces chirurgiens qui ont la main si heureuse et si légère, qu'à moins d'un cas

(1) Mesmer, Deuxième Mémoire, Avant-propos, page 31.
(2) Voir Magnétisque Catholique, pages 48 et 66.

urgent, les autres médecins les envoient chercher pour saigner leurs malades.

Si donc il arrive qu'un médecin demande tel magnétiseur, parce qu'il sait qu'il met très-facilement, et mieux que lui médecin, les sujets en somnambulisme ; s'il a recours à un autre parce qu'il sait également qu'il peut amener l'insensibilité chez les malades, propriété que le médecin ne se sera pas reconnue ; si enfin ce médecin ne veut pas, par une raison quelconque, raison de temps, raison de santé, s'il ne veut pas faire lui-même des somnambules, pourrait-il lui être interdit, parce qu'il est médecin, de contracter un arrangement quelconque avec un somnambuliseur ? Le bon sens indique que non.

Sans doute, le malade devenant somnambule, la thèse change, et il doit y avoir lieu à l'administration de quelques remèdes ! C'est possible. Dès lors, il y a une tâche particulière à remplir pour chacun : d'un côté, la direction du somnambule ; et, de l'autre, l'exécution de ses prescriptions.

La direction d'un somnambule est une chose très-importante pour lui-même, comme pour la science. Si on l'abandonne à ses propres pensées, à ses seules idées, souvent il s'égare. Le somnambulisme est un état nouveau pour celui qui s'y trouve ; il a besoin de s'y habituer, de s'y reconnaître, de s'apprécier lui-même.

L'éducation d'un somnambule est donc un point capital d'où dépendent souvent ses facultés et son salut. Il faut savoir diriger ses entretiens sur un point plutôt que sur un autre ; lui faire voir ses défauts, et l'aider à s'en corriger. Quand il se trompe, il faut le lui prouver sans blesser son amour-propre ; mais à chaque erreur nouvelle, lui rappeler les anciennes, en l'invitant à mieux voir ou à dire franchement qu'il n'est pas au degré de lucidité convenable soit pour lui-même, soit pour les autres. Or, tout cela ne peut être fait que par une personne spéciale, habituée à suivre et à surveiller des somnambules. Dès lors, si le médecin n'en a pas le temps ou la volonté, il faut un homme *ad hoc;* et cet homme, c'est un magnétiseur ou un somnambuliseur.

Qu'arrive-t-il ensuite presque toujours? C'est que le malade, rendant compte de son état, voyant ses organes intérieurs, le degré d'intensité de la maladie et son point de départ, propose des remèdes en conséquence. Ici, commence le rôle du médecin. Il écoute attentivement son malade, approuve ou rectifie ses idées, lui demande des explications, s'instruit de ce qu'il ignore, agit en conséquence, et fait tout ce que son devoir et l'humanité lui commandent.

Pourrait-on blâmer et incriminer la conduite d'un médecin en pareille circonstance? Nous croyons que non. Il est vrai que le Congrès médical de Paris a décidé: «Que » le traitement des maladies par des personnes non pour- » vues d'un titre légal et dont les ordonnances sont signées » par un médecin, devait être considéré comme un exer- » cice illégal de la médecine»(1). Mais d'abord le Congrès ne fait pas loi, il a seulement exprimé des vœux; ensuite on va voir qu'ils ne peuvent se réaliser que dans un seul cas; et enfin sa proposition manquera de portée.

Ainsi le Congrès a été formel, sinon dans l'expression de sa pensée, au moins dans les termes dont il s'est servi; il a dit: « *Tout traitement par des personnes dont* LES ORDON- » NANCES SONT SIGNÉES *par un médecin !* » et il a eu raison. Que serait, en effet, un médecin qui se contenterait de signer l'ordonnance d'un individu non médecin, sinon son complice?

Sans doute, de même qu'il y a des hommes, non pourvus de titre légal, qui s'immiscent dans les fonctions de notaire ou d'huissier, parce qu'ils trouvent des officiers assez in—

(1) Actes du Congrès médical de Paris, page 192.

dignes pour se prêter à leurs manœuvres, il ne serait pas non plus impossible que des somnambuliseurs rencontrassent des médecins qui signeraient, pour un écu, et *sans voir*, non-seulement toutes ordonnances qui leur seraient présentées, mais encore et toujours à raison d'un écu tous les papiers blancs qui leur seraient présentés et dont le somnambuliseur ferait à son gré des ordonnances, c'est malheureusement vrai; cela s'est vu et se verra peut-être encore. Là, il y aurait complicité et compérage, et le Congrès médical pourrait justement demander au Ministre de l'Instruction publique un règlement à ce sujet; mais c'est sur ce point seulement qu'il peut appeler l'attention de l'autorité.

« Cependant, disait ici le docteur Beaux au Congrès : con-
» sidérez-vous comme coupable de compérage le médecin
» qui consulte des somnambules dont il connaît la clair-
» voyance et qui ne signe leurs ordonnances qu'après s'être
» assuré qu'elles ne contiennent rien qui puisse nuire aux
» malades ? » Le rapporteur répond en effet très-positivement que la proposition du Congrès n'a pas d'autre but que celui-là; mais nous ferons observer que, d'un côté, l'observation du docteur Beaux, si pleine de sincérité, offre un sens contraire à ses propres intentions ; et que d'un autre côté la réponse du Congrès paraît cacher, sinon une perfidie, au moins une subtilité.

Ainsi, bien certainement et en quelque occasion que ce soit, un médecin ne doit jamais approuver ni signer un avis quelconque, dès l'instant qu'il lui est imposé par une personne non revêtue d'un titre médical; car si l'avis est rigoureusement formulé *ne varietur* avant présentation, alors le médecin ne serait plus qu'une machine à tirer des ordonnances. Mais lorsqu'un individu, somnambule ou non, émet une opinion, propose un remède et soumet l'un et l'autre à un médecin, chacun d'eux est dans son droit: l'un de proposer, l'autre de refuser.

Par exemple, un père ou une mère de famille, un frère ou une sœur deviennent somnambules ! Aussitôt conseils hygiéniques ; indication de tel ou tel remède à celui-ci, de tel autre à celui-là ; intervention du médecin ; étonnement profond ; questions au somnambule, et on voit alors se renouveler les scènes de 1812 entre le docteur Godel de Soissons et Alexandre Hébert, enfant de douze ans magnétisé par M. de Puységur :

Le docteur Godel au petit Hébert : « Où est votre mal ? *Réponse.* « Dans la tête. — *D.* « Est-ce qu'il n'y aurait pas quelques moyens à employer pour votre guérison ? — *R.* « Je ne sais pas.

D. « Regardez-y. Moi je pense que des bains vous seraient favorables ; qu'en dites-vous ? — *R.* « Ils me feraient du bien.

D. « Vous les faut-il chauds ou froids ? — *R.* « Froids.

D. « Et combien ? — *R.* « Huit ou dix. — *D.* « Faut-il vous baigner jusqu'au cou ? — *R.* « Non ! seulement jusque-là (montrant le dessous des seins).

D. « Quand voulez-vous commencer à les prendre ? — *R.* « Mardi. — *D.* « Et vous purger, cela ne serait-il pas aussi nécessaire ? — *R.* « Oui. — *D.* « Avant ou après les bains ? — *R.* « Après les bains ?

D. « Avec quoi faudra-t-il vous purger ?

R. « Avec ce qu'on voudra.

Ici, le médecin, aussi étonné que le docteur Godel, entre en pourparler médical avec son malade sur la nature du remède purgatif :

D. « Voyons ; il y a en médecine, la scammonée, le jalap, avec laquelle de *ces deux médecines* voulez-vous être purgé ? — *R.* « Avec du jalap.

D. « Est-ce que vous savez ce que c'est que du jalap ?

R. « Non.

Le docteur Godel à M. de Puységur : « Il est certain qu'en » lui faisant ma seconde question, je savais fort bien que

» la scammonée *n'était point un purgatif*; mais, comment a-
» t-il choisi le jalap, qu'il ne connaît pas davantage? » (1)

Or, en pareille circonstance, si le médecin de la famille
est un homme instruit, qu'il croie ou ne croie pas au somnambulisme, il se rappellera d'abord que Cabanis a dit :
« J'ai vu des malades dont le goût avait acquis une finesse
» particulière, qui désiraient et savaient choisir les aliments
» et même les remèdes avec une sagacité qu'on n'observe
» pour l'ordinaire que chez les animaux » (2). S'il ne sait
pas cela, mais s'il est homme de bon sens, il n'en signera
pas moins, malgré tous les congrès possible, une ordonnance pour du jalap et toutes autres pour tels médicaments
qu'il reconnaîtra convenables.

Le Congrès pourrait donc prétendre n'avoir eu en vue
que de réprimer les écarts des membres du corps médical, et non de les empêcher de profiter des conseils somnambuliques. En tout cas, sa proposition étant écrite en
termes positifs, nous en expliquons la lettre et l'esprit en
disant que tout médecin qui signerait aveuglément des prescriptions somnambuliques peut être taxé de complicité,
compérage et collusion.

Quant à la question posée par le Congrès lui-même, nous
disons que, si le somnambule ou le somnambuliseur for-
mulent et présentent des ordonnances auxquelles il ne manque que la signature d'un médecin, il y a pratique illégale.
Si le cas n'existe pas, nous soutenons que tout individu,
somnambule ou non, a droit de donner son opinion sur le
genre de traitement à suivre pour des malades, sauf à ces
derniers à le faire approuver d'un médecin ; et nous allons
le prouver en indiquant aux praticiens un moyen certain,
franc et loyal, de déjouer les projets restrictifs d'une médecine inquiète et jalouse, paresseuse et routinière.

(1) Puységur, Traitement du jeune Hébert, page 22.
(2) Cabanis, de l'Influence des maladies sur la formation des idées
et des affections morales.

Nous avons posé tout à l'heure en principe que chacun a le droit de prôner son médecin et sa médecine ; d'engager à prendre le docteur tel ou tel ; d'employer l'hydrothérapie, l'homéopathie ou le magnétisme. Il est en effet évident que nous sommes tous libres de nous faire tuer ou guérir à notre gré ; et c'est bien le moins assurément, puisque sous l'empire des lois qui nous régissent le médecin exerce sur nos personnes un monopole qui lui permet à son tour de nous tuer ou de nous guérir aussi.

Or, il n'y a pas de loi possible, au sein d'un état civilisé, qui puisse, médicalement parlant, interdire le droit de pétition et celui de conseil ; l'exécution seule est régie par les lois de la société, et dès lors, il y a un moyen bien simple d'éluder avec succès les projets coupables du soi-disant Congrès médical de France.

Un malade se présente-t-il à un somnambule ? celui-ci lui décrira, s'il le peut, l'état de ses organes ; ce qu'il a dû souffrir ; ce qu'il souffre encore ; et il lui fera espérer, s'il y a lieu, une guérison plus ou moins prochaine. Puis, lorsque le malade lui dira : « Quel remède me conseillez-vous ? Le somnambule lui répondra : « Aucun ! Adressez-vous au docteur tel ; je lui rendrai compte aujourd'hui même de ce que j'ai vu et de ce que je pense. » Les choses ainsi exécutées, il n'y aura pas le plus petit reproche à craindre, car le Congrès n'a pas formulé de proposition pour défendre aux médecins de consulter des somnambules, mais bien au contraire pour empêcher les somnambules de se faire médecins.

En l'état actuel des choses, et sauf des lois ou règlements ultérieurs, nous n'hésitons donc pas à poser en principe ce qui suit :

Non, le somnambuliseur ne peut être justement inculpé d'exercice illégal de la médecine.

TROISIÈME QUESTION.

—

UN MÉDECIN PEUT-IL S'ASSOCIER AVEC UN MESMÉRISEUR, UN MAGNÉTISEUR OU UN SOMNAMBULISEUR, SANS ÊTRE TAXÉ DE COMPÉRAGE ET COLLUSION ?

Deux principes régissent les sociétés : la loi naturelle et la loi civile. C'est par la dernière que la liberté, cet apanage commun de tous les hommes, reçoit de sensibles atteintes dans le commerce de la vie.

Cependant les lois civiles sont quelquefois muettes en certains cas restés imprévus ; en d'autres aussi elles sont remplacées et suppléées par des lois naturelles qui conservent un empire absolu auquel les hommes cherchent rarement à se soustraire. De là, ce vieil adage si puissant et si respecté des cœurs honnêtes : « *Quod non lex, pudor vetat* » (1).

C'est qu'en effet au milieu des tourmentes sociales, il est des hommes qui se trouvant au premier rang parmi leurs semblables n'ont pas besoin de lois écrites pour se diriger dans la conduite de la vie; elles sont gravées dans leurs cœurs.

Tout se paye en ce monde. La noblesse, par des services rendus au pays; les titres qui caractérisent une profession libre, par des preuves scientifiques ; les charges publiques, par une incontestable solvabilité jointe à une capacité rationnelle. De là, l'investiture des offices de notaire, d'avoué et d'huissier, les titres de médecin et d'avocat, et la noblesse de robe et d'épée.

(1) Ce que la loi ne défend pas, la pudeur l'interdit.

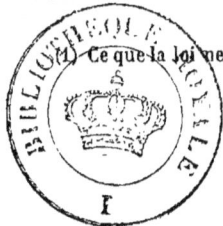

2

La robe, l'épée, ou la faveur du Roi anoblissaient seules autrefois. De là, peu de nobles; de là aussi, par cette raison, cette belle parole de l'un d'eux : NOBLESSE OBLIGE. La révolution de 1789 ayant nivelé pour un moment toutes les conditions, la noblesse personnelle, celle du fonctionnaire, du médecin, du défenseur public ont fait concurrence à l'ancienne aristocratie; en sorte qu'aujourd'hui beaucoup d'hommes ne recherchent plus la noblesse héréditaire; ils s'empressent de se faire inscrire et de prendre rang dans les notabilités de l'époque, et à l'appel de leur nom précédé ou suivi du titre dont ils sont revêtus, il devient impossible de les prendre pour des citoyens ordinaires.

Mais si la société a établi des distinctions au profit de quelques-uns de ses membres, elle a voulu aussi qu'ils les méritassent. Il ne suffit même plus aujourd'hui que le titre ait été acquis aux pères, il faut encore qu'il soit mérité par les enfants, c'est pourquoi la plupart des titres sont généralement personnels sans vénalité ni hérédité. On n'achète plus un régiment ni un siége magistral; on n'est avocat ou médecin qu'en vertu d'un diplôme; les charges des officiers ministériels exerçant près les judicatures s'achètent seules, de particulier à particulier, mais avec approbation du gouvernement. De là, une différence entre les médecins reçus par les Facultés et les officiers ministériels nommés par le Roi.

Lorsqu'un élève en médecine est reçu officier de santé ou docteur, il n'a contracté aucune obligation, prêté aucun serment; il reste entièrement libre, sauf quelques déclarations d'usage qui ne valent pas la peine d'être citées. Cette absence de tout frein à l'ignorance et à la cupidité est un grand malheur pour les médecins en général; mais si elle existe pour les membres du grand corps médical, il n'en est pas de même vis-à-vis des notaires et des avoués. Ceux-ci ne sont mis en possession de leurs charges qu'après une enquête sérieuse sur leur moralité et leurs antécédents, tandis qu'on reçoit médecins tous ceux qui ont passé leurs examens et subi leur thèse. Ils seraient les êtres les plus vicieux, les citoyens les plus impurs, les hommes les plus débauchés, les plus malfaisants, les plus crapuleux, la Faculté n'a rien à voir dans leur conduite ; elle ne peut que les interroger et les faire pratiquer sous ses yeux ; et si l'aspirant connaît vraiment toutes les parties de la médecine, elle est obligée de le recevoir. Ce vice organique est, sans aucun doute, une des raisons pour lesquelles les médecins ne sont pas aujourd'hui plus considérés.

Parmi les autres causes qui contribuent à les discréditer, se trouvent leur grand nombre et leur agglomération en un lieu plutôt qu'en un autre. Les lois ou l'esprit de corporation ont tout prévu lorsqu'il s'agit de Prêtres, d'Avocats, d'Officiers ministériels. Les avocats attachés à un tribunal sont obligés de subir un stage ; il y a une chambre de discipline pour les réprimander ou les punir. Les prêtres ne peuvent exercer leur ministère qu'en un lieu fixe et déterminé ; et là ils sont sous la domination de l'Évêque diocésain. Quant aux officiers ministériels, après avoir été préalablement l'objet d'investigations très-sérieuses, l'œil du gouvernement les suit encore lorsqu'ils sont sous le joug de leurs propres confrères constitués en chambre de discipline. Rien de tout cela pour les médecins ; nous l'avons dit, ils sont entièrement libres.

Pourquoi, et comment existe encore aujourd'hui cette liberté excessive ? C'est ce que nous allons examiner.

Un bon médecin est homme d'art et de science ; c'est-à-dire qu'il est toujours à la recherche du progrès. Ce qu'un bon médecin sait ne lui suffit jamais, parce que les cas morbifiques sont comme les événements philosophiques, souvent imprévus, embarrassants et diversifiés. Dès l'instant qu'il en est ainsi, le médecin ne peut être casé dans un endroit, comme le prêtre ou le fonctionnaire public.

Un médecin doit étudier les airs, les eaux, les lieux ; il

doit, s'il le juge convenable à la science, quitter ses pénates et les transporter ailleurs, là où ses observations seront plus sérieuses, plus positives et plus utiles. D'ailleurs, il en est de la Médecine comme de la Philosophie : elles s'éclairent au flambeau des sciences et du génie, là où se rassemblent les hommes les plus instruits et où sont amoncelés les travaux des mondes ancien et moderne, c'est-à-dire dans les grandes villes. Or, de même qu'un médecin est assez ordinairement stationnaire, il peut être aussi nomade; l'amour de l'art ou une épidémie l'entraîneront au loin; il a donc besoin de n'être pas absolument soumis à toute la circonspection qui accompagne les autres titulaires.

Il n'en est pas de lui comme du notaire. Le notaire est responsable de ses faits et de ses actes, le médecin ne l'est pas. Le notaire suit des règles certaines; il a une besogne presque toute tracée, souvent la même; le médecin, au contraire, n'a rien d'absolument régulier; il étudie et observe sans cesse. De plus, le notaire est investi de la confiance publique, tandis que le médecin est obligé de la conquérir.

Un notaire peut-il s'associer quelqu'un, un autre notaire, un simple praticien ou un spéculateur, dans l'exploitation de sa charge? Non certainement. Nommé par le souverain, en raison de ses connaissances spéciales, de sa solvabilité personnelle et de son incontestable moralité, il est seul désigné à la confiance publique. Le médecin, au contraire, reçu sans conditions ni serment par une Faculté, est entièrement libre de sa personne et de ses actions.

Mais quelque libre qu'il soit le médecin peut-il, dans un but médical, s'associer à un autre médecin ou à quelque individu non-médecin? Nous voici arrivé au but que nous nous étions proposé, et nous allons indiquer clairement la différence qui existe et qui existera toujours entre le médecin et les autres titulaires de la société.

Si le médecin exerce sa profession pour subvenir aux besoins de la vie, c'est en lui-même qu'il doit trouver des règles de conduite ; c'est alors que l'adage *Quod non lex pudor vetat* se présente à sa pensée.

Par exemple, un médecin empirique vient faire part à un confrère en réputation qu'il a découvert un remède souverain contre telle maladie : la folie, l'épilepsie, ou toute autre. Épreuves faites, succès obtenus, les deux médecins voyant là un moyen loyal de faire fortune, écrivent, publient, pratiquent sous leurs noms communs. Les malades surviennent, un établissement clinique s'élève, un journal se fonde ; enfin, des deux médecins, l'un finit par adopter la direction de l'établissement et du journal, l'autre surveille, traite, observe les malades, et rend compte à son associé. Ici rien que de très-légal, de très-convenable.

Passons maintenant à un autre tableau.

Un médecin, peu hippocratique, trouvant que l'art est bien long et la vie très-courte, ne se sent pas disposé à passer ses jours dans l'étude. Il sait que le public est généralement ingrat, et que tout malade est volontiers la proie du premier venu ; en conséquence, il est résolu à ne pas l'attendre, mais au contraire à l'appeler ; et chaque fois qu'il guérit, il se fait délivrer une attestation qu'il a bien soin de reproduire après dans les journaux. Ici, quand l'annonce est pure, simple et sans commentaire, le *Quod non lex pudor vetat* n'est pas encore attaqué ; on s'aperçoit seulement que le fils d'Esculape est pressé par le besoin ou le désir de faire fortune.

Passons à un troisième tableau :

Un médecin, comptant sur les besoins des malades autant que sur leur crédulité, imagine de payer un journal pour faire son éloge. Cet éloge, il ne le mérite pas ; les ouvrages qu'il a faits ne sont pas de lui, les remèdes qu'il ordonne sont insignifiants ou les vertus qu'il prétend leur avoir données sont le fait de la médecine ordinaire. Un médecin honorable peut-il s'associer à un tel homme ? Non certainement, à moins de passer lui-même pour un charlatan. Dès lors si la proposition lui en est faite, il la repousse de toutes les forces de son âme. En vain lui prouve-t-on qu'il attendra longtemps une clientèle; en vain lui expose-t-on qu'il végétera peut-être toujours; qu'il a tort de refuser les offres positives de fortune qui lui sont faites; qu'il n'a rien à craindre, qu'il est entièrement libre!.... le médecin digne de son titre, de sa noble profession, de son art, l'homme enfin pour lequel la médecine est un sacerdoce, répondra toujours : « Je ne puis pas; à défaut de lois, j'ai » le sentiment de ma propre dignité, et... *Quod non lex, pu-* » *dor vetat.* »

Voyons à présent un quatrième et dernier tableau, à couleurs plus prononcées, à nuances plus délicates.

Un médecin, convaincu de l'utilité du magnétisme et du somnambulisme, se lie d'estime et d'amitié, comme le furent Mesmer et d'Eslon, avec un magnétiseur non médecin. Ils conçoivent le projet d'élever un établissement magnétique pour la guérison des maladies. Le magnétiseur, plus expert dans son art que le médecin, se chargera de la direction; le médecin constatera l'état des malades et les observera sans cesse pendant le cours des traitements; aucun remède ne sera ordonné sans son autorisation, et il demeure bien convenu qu'en tous lieux comme en tous temps, le médecin aura le pas sur le magnétiseur; de telle façon que réellement et publiquement il soit constant que les malades n'arrivent entre les mains du magnétiseur qu'après avoir passé sous les yeux du médecin. Les choses ainsi arrêtées, le traitement des maladies, par la méthode magnétique, s'ouvre au vu et au su de tout le monde.

Mais bientôt une médecine inquiète et jalouse imagine de traiter les deux associés comme jadis la Faculté de médecine de Paris traita Mesmer et d'Eslon. Débordée par les expériences et les guérisons magnétiques, ne pouvant plus les nier, elle passe condamnation; et la honte au front, affichant elle-même sa paresse et son incurie, avouant que depuis plus d'un demi-siècle elle assassine et empoisonne ses malades au lieu de les guérir, elle appelle la justice à son aide ; elle intente enfin contre les deux associés une action correctionnelle pour faits de compérage !

Que statueront les tribunaux ? Nous l'avons déjà fait en-trevoir, mais nous le répéterons en quelques mots pour ne point fatiguer la mémoire et l'intelligence de nos lec-teurs.

Si l'associé du médecin est mesmériseur ou magnétiseur, comme aux yeux de la médecine le magnétisme curatif est une chimère, il n'y a point compérage ni exercice illégal de l'art de guérir.

Si l'associé est somnambuliseur, considéré comme simple tourneur de manivelles ou même comme directeur de som-nambules, il est inattaquable.

Dans l'une et l'autre hypothèse, le fait de frictionner des malades, et celui de montrer, faire agir ou parler des som-nambules, ne peuvent constituer un délit médical.

C'est pourquoi nous n'hésitons pas à poser en principe ce qui suit :

Oui, un médecin peut s'adjoindre un mesmériseur, un magnétiseur ou un somnambuliseur, sans être taxé de com-pérage et collusion.

QUATRIÈME QUESTION.

—

UN MÉDECIN ET UN SOMNAMBULE PEUVENT-ILS S'ASSOCIER SANS S'EXPOSER A ÈTRE TAXÉS DE COMPÉRAGE ET COLLUSION ?

Nous avons dit, en examinant la première question, que le magnétisme considéré comme agent curatif n'était guère plus connu aujourd'hui que du temps de son inventeur ;

que la méthode mesmérienne était malheureusement à peu
près oubliée ; mais qu'il n'en était pas de même du somnambulisme. Malgré les préjugés, les railleries, les dénégations
et les prohibitions de tous genres, il est en effet arrivé à
se produire avec éclat sur la scène du monde, accompagné
comme toutes les choses utiles, au moment de leur découverte ou de leur mise en pratique, d'extravagances et d'abus.

On peut donc aujourd'hui poser en fait que l'existence
d'un état intermédiaire entre le sommeil et la veille est
devenue incontestable. Si parmi les médecins quelques-uns
refusent aux somnambules l'instinct des remèdes, beaucoup d'autres le leur accordent; si, pour nombre de physio-
logistes, il est impossible que les somnambules voient
leurs propres organes intérieurs et ceux des autres, il en
est aussi qui admettent un sixième sens et qui ne voient
point de bornes aux facultés et aux propriétés anthropéio-
tiques.

Depuis le Rapport fait en 1831 par les membres de la
Commission de l'Académie de médecine de Paris, tout médecin est en droit de consulter des somnambules pour s'é-
clairer sur la question de l'utilité médicale et chirurgicale
du somnambulisme. Car, en admettant que les expériences
de cette Commission n'aient pas été tenues pour certaines par tous les membres de l'Académie, il en est qui
ont été constatées d'une manière irrécusable ; d'autres ont
reçu du temps lui-même une entière consécration (1), et sous
peu on pourra dire aux académies comme Quintus à Cicéron : « Le consentement universel ne peut-il donc vous sa-
» tisfaire ? attendrez-vous que les bêtes parlent (2) ? »

(1) Les opérations chirurgicales exécutées sur des sujets amenés en
somnambulisme à un état de complète insensibilité, se succèdent
rapidement. — Voir Revue magnétique, tome I, pages 397 et 507; et
tome II, page 290. —Voir encore le Journal de Cherbourg, du 24 septembre courant, dont nous donnerons prochainement un extrait.

(2) Cicéron, Divination, liv. 1er, § 39.

Supposons donc qu'un médecin entr'ouvre le Rapport de la Commission de 1831, et qu'il y cherche une preuve de l'instinct des remèdes chez les somnambules ainsi que de l'excellence de leurs facultés diagnosticales, il lit ce qui suit :

« Lorsque la demoiselle Céline (la somnambule présen- » tée à la Commission par le docteur Foissac) était dans » cet état de somnambulisme, la Commission a reconnu » TROIS FOIS, chez elle, la faculté *de découvrir les maladies* » des personnes qu'elle touche et d'*indiquer les remèdes* » *qu'il convient de leur opposer !* »

Certes, voilà un début positif et qui promet de fixer l'in-certitude du médecin que nous mettons en scène. Comment la constatation de la faculté en question a-t-elle été faite? Quelle a été la personne soumise au diagnostic de la som-nambule? Était-ce un compère? Nous allons le voir.

« La commission trouva, PARMI SES MEMBRES, quelqu'un » qui voulut bien se soumettre à l'exploration de la somnam- » bule ; ce fut M. MARC (1)! Mademoiselle Céline fut priée » d'examiner avec attention l'état de la santé de notre col- » lègue ; elle appliqua la main sur le front et la région du » cœur, et au bout de trois minutes, elle dit : Que le sang » se portait à sa tête ; qu'actuellement M. Marc avait mal » dans le côté gauche de cette cavité ; qu'il avait souvent » de l'oppression, surtout après avoir mangé ; qu'il devait » avoir souvent une petite toux ; que la partie inférieure de » sa poitrine était gorgée de sang ; que quelque chose gê- » nait le passage des aliments ; que cette partie (et elle dé- » signait la région de l'appendice xiphoïde) était rétrécie ; » que, pour guérir M. Marc, il fallait qu'on le saignât lar-

(1) C. C. L. Marc, Premier Médecin du Roi, digne et excellent homme, vrai médecin, est mort le 12 janvier 1840, comme il venait de signer la préface de son ouvrage sur la Folie. — (2 vol. — J. B. Bail-lière.

» gement; que l'on appliquât des cataplasmes de ciguë, et
» que l'on fît des frictions avec du laudanum sur la partie
» inférieure de la poitrine; qu'il bût de la limonade gommée,
» qu'il mangeât peu et souvent, et qu'il ne se promenât pas
» immédiatement après le repas. »

Qu'arriva-t-il? Ces indications furent-elles vraies ou
fausses?

« Il nous tardait d'apprendre, de M. Marc, s'il éprouvait
» tout ce que cette somnambule annonçait. Il nous dit qu'en
» effet il avait de l'oppression lorsqu'il marchait *en sortant*
» *de table;* que *souvent il avait de la toux*, et qu'avant l'ex-
» périence il avait mal DANS LE COTÉ GAUCHE DE LA TÊTE,
» mais qu'il ne ressentait aucune gêne dans le passage des
» aliments. »

Voilà déjà une preuve frappante de la faculté de découvrir le siége des maladies. « Mais, dira peut-être le mé-
» decin incrédule ou défiant, c'est peut-être le hasard! »
Voyons donc ce que le hasard va lui mettre une seconde
fois sous les yeux.

« Le 21 février 1827, le Rapporteur alla chercher M. Fois-
» sac et mademoiselle Céline, et il les conduisit dans une
» maison rue du Faubourg du Roule, sans leur indiquer le
» nom ni la demeure, ni la nature de la maladie de la per-
» sonne qu'il voulait soumettre à l'examen de la somnam-
» bule...

» Interrogée pour savoir ce qu'elle a observé chez made-
» moiselle de N..., la somnambule répondit que tout le
» bas-ventre était malade, etc. Elle conseilla l'usage d'une
» tisane de bourrache et de chiendent sucrée, de cinq onces
» de suc de pariétaire pris chaque matin, et de très-peu de
» mercure pris dans du lait. Elle ajouta *que le lait d'une*
» *chèvre, que l'on frotterait d'onguent mercuriel une demi-*
» *heure avant de la traire, conviendrait mieux!* »

Or, qu'était-il arrivé dans le cours du traitement de mademoiselle de N... par le Rapporteur et le docteur Dupuy-

tren? C'est que les deux médecins, après avoir ordonné différents remèdes, avaient attaché aussi quelque importance *à ce que mademoiselle de N... fût mise à l'usage du lait d'une chèvre à laquelle on ferait des frictions mercurielles!* — (Page 192.) Certes, en dépit des Congrès et des Académies, voilà une somnambule qui se trouve être d'un aussi bon conseil qu'un médecin.

Ici, l'incrédule ferme le Rapport, se tient pour satisfait de sa lecture, et attend l'occasion pour se convaincre par lui-même. Comme il se peut, en effet, qu'au moment où il s'y attendra le moins, ce médecin soit surpris par une crise somnambulique qui surviendra chez son malade, il n'est pas inutile de voir comment il sera obligé de croire au magnétisme autrement que par des expériences de curiosité qui n'ont jamais atteint le but qu'il s'était proposé.

Il ne s'agit pas ici de rentrer dans le domaine du merveilleux qui a fait tant de mal à la cause magnétique. On a dit que le magnétisme n'avait pas besoin du somnambulisme pour guérir, et cela est vrai; mais on a dit aussi que le somnambulisme était une crise qui survenait quelquefois chez le malade; on a ajouté que l'instinct des remèdes, si naturel aux êtres animés, était considérablement augmenté chez le somnambule; que sa concentration en lui-même était poussée à un tel point, qu'il paraissait voir ou toucher l'intérieur de son corps et qu'il rendait compte de son état avec un aplomb et une tranquillité extraordinaires.

Si cela n'est pas, il ne doit pas être difficile au médecin de s'en convaincre; il n'a qu'à se promettre de ne pas céder à une illusion. Si cela est, il est bon qu'il y réfléchisse, pour ne pas être surpris trop vivement; car il peut se trouver en face de son malade somnambule et méconnaître son état, de même qu'il peut en être averti par hasard ou par la présence fortuite d'un magnétiseur. Il est donc nécessaire, pour le malade comme pour lui-même, que le médecin puisse, s'il y a lieu, tirer parti de l'état de son client devenu somnambule.

Ainsi, un médecin est appelé pour donner ses soins à un malade, à un épileptique, par exemple ; il le voit hors de ses accès, puis à l'époque approchant de ses accès ; enfin un jour, devant lui, le malade a une crise ; on lui prodigue des secours, on le touche, on lui frotte les mains, on lui prend les membres ; il se calme ; la tranquillité revient, on lui parle, il répond, mais sans s'éveiller : il est somnambule !

Ou bien, un homme a éprouvé des douleurs atroces, il paraît sans connaissance ; le médecin arrive, s'informe, ordonne, palpe, frictionne, et parle au malade qui répond sans ouvrir les yeux : il est somnambule ! La position du médecin devient alors extrêmement intéressante.

Quoi de plus singulier, en effet, que la circonstance dans laquelle se trouve engagé cet homme qui regardait le somnambulisme magnétique comme une rêverie ou qui le niait, et qui reçoit en ce moment de son malade des instructions sur le traitement qu'il doit lui faire suivre !

Là, en effet, plus d'illusion à se faire, plus de défiance à garder. Si c'était le malade d'un autre médecin, celui-ci pourrait douter ; mais c'est son malade à lui, c'est l'homme qu'il voit tous les jours, sur le sort duquel il était inquiet ! et c'est ce malade qui lui dit de se rassurer, qu'il ne doit plus avoir de crainte, mais qu'il est nécessaire d'agir de telle et telle manière, parce que sa maladie est celle qu'il va dépeindre, et il la dépeint en effet. La conversion est donc forcée en pareil cas.

Cette conversion du médecin au magnétisme, et de laquelle il est encore trop agité pour pouvoir se rendre à lui-même un compte exact, reçoit sa consécration quand il rentre dans son cabinet.

Là, quels que soient son âge, ses connaissances, son expérience, il se demande si ce qu'il a vu et entendu n'est pas un rêve. Il a un malade, ce malade a paru s'endormir ; puis il a parlé sans se réveiller ! Pendant ce prétendu sommeil il paraissait mieux portant que dans l'état de veille ; ses discours sont pleins de sens et de clarté ; il raisonne sans emphase, parle de source, dit ce qu'il prétend voir, ne peut rien expliquer, mais insiste sur ce qu'il veut, sur ce qu'il dit être indispensable. Il devient donc vrai pour le médecin que le somnambule a une espèce de vue intérieure. Reste à savoir s'il voit juste ; c'est ce que l'expérience apprendra. Le médecin réfléchit alors sur le rapprochement à faire entre les songes des anciens et le somnambulisme des modernes ; puis il ouvre de nouveau le Rapport de la Commission de 1831, et y lit le fait suivant :

« Dans une circonstance délicate où des médecins fort
» habiles, dont plusieurs sont membres de l'Académie,
» avaient [prescrit *un traitement mercuriel* pour un engor-
» gement des glandes cervicales qu'ils attribuaient à un
» vice vénérien, la famille de la malade, madame la com-
» tesse de L....F..., voyant survenir de graves accidents,
» voulut avoir l'avis d'une somnambule...

» Mademoiselle Céline, que M. Foissac magnétisa en
» présence du Rapporteur, se mit en rapport avec la ma-
» lade, et dit que l'estomac avait été attaqué par une sub-
» stance *comme du poison...* »

Ici, le médecin rapproche ce fait des deux premiers consignés au Rapport. Dans ceux-ci, la somnambule jugeant sur l'état présent du malade, indiquait les remèdes pour l'avenir ; mais dans ce dernier cas, elle voit les ravages causés par un médicament depuis longtemps administré ! Ainsi, d'un côté, la somnambule a vu l'avenir, de l'autre le passé ! Ceci fournit déjà matière à réflexion. Mais poursuivons encore.

Les médecins avaient ordonné le traitement mercuriel parce que, suivant eux, l'engorgement devait être attribué à un vice vénérien ; mais la somnambule ordonne un traitement tout contraire ! Quel a été le résultat? Au bout de quelque temps il y eut *amélioration notable !* Mais le retour à la santé n'étant pas assez prompt au gré de la malade, sa famille convoqua une nouvelle réunion de médecins qui la soumirent encore à un traitement mercuriel.

Deux mois après, la comtesse meurt! Qui, de la somnambule ou des médecins, a bien jugé le mal? « La membrane » muqueuse du grand cul-de-sac de l'estomac, dit le pro- » cès-verbal d'autopsie, *était presque entièrement détruite,* » et rien n'indiquait la présence d'une maladie véné- » rienne ancienne ou récente. (pages 194 à 196) » La somnambule avait donc bien vu ; sa médication avait été rationnelle ; et le traitement médical a tué la malade.

Ici le médecin ferme définitivement le Rapport; il court s'instruire dans les livres magnétiques et auprès des praticiens les plus experts. Bientôt il a lui-même des somnambules avec lesquels il s'éclaire à son tour dans l'intérêt de ses clients d'abord, et ensuite dans celui de l'art de guérir. Plus tard, plein de reconnaissance pour les lumières toutes divines qu'il tire du sommeil magnétique, il pense à s'attacher ceux de ses malades dont la lucidité n'a pas cessé avec leur guérison. Ainsi, il paye généreusement leur temps ; il réfléchit à leur avenir ; sur chaque consultation il prélève à leur profit une part qui les protégera autant que possible contre la misère ; puis enfin, pour plus de certitude, il finit par leur assurer un traitement annuel.

De tels arrangements sont-ils réprouvés par les lois sociales, celle de la pudeur médicale et du vrai médecin ? Nous croyons qu'ils sont au contraire une juste mise en action de ce principe du grand Hippocrate : « Il ne faut rien » négliger dans un art qui intéresse tout le monde. »

En cet état, sans autre souci des embûches antimagnétiques dressées par le Congrès médical de Paris, — qui n'a pas été, quoiqu'il dise, le congrès médical de

FRANCE (1) ; — sans égard pour l'article 3 du Rapport de sa Commission qui tendrait à faire regarder les somnambules comme exerçant illé galement la médecine, et à taxer de complicité les médecins qui les consultent, nous posons en principe ce qui suit :

Oui, un médecin peut s'associer un somnambule, sans que l'un et l'autre puissent être taxés de compérage et collusion.

CINQUIEME ET SIXIEME QUESTIONS.

UN SOMNAMBULE QUI S'ANNONCE PUBLIQUEMENT, A TITRE MÉDICO-CONSULTATIF, MÊME AVEC L'ASSISTANCE D'UN MÉDECIN, PEUT-IL ÊTRE JUSTEMENT INCULPÉ D'EXERCICE ILLÉGAL DE LA MÉDECINE ?

LE MÉDECIN QUI L'ASSISTE PEUT-IL ÊTRE INCULPÉ DE COMPLICITÉ, ET SOUPÇONNÉ DE COMPÉRAGE ET COLLUSION?

Nul n'est censé ignorer la loi. Si beaucoup de dispositions d'ordre public et privé demeurent inconnues à la plupart des citoyens, ce ne sont certainement pas celles qui régissent la médecine et la pharmacie.

« Nul ne pourra embrasser la profession de Médecin,
» Chirurgien ou Officier de santé, sans être examiné et reçu
» comme il est prescrit... — (Loi du 10 mars 1803, art. 1er.)

» Nul ne pourra obtenir de patente pour exercer la pro-
» fession de Pharmacien, ouvrir une Officine de pharmacie,
» préparer, vendre ou acheter aucun Médicament, s'il n'a
» été reçu suivant les formes voulues jusqu'à ce jour, ou

(1) Toutes les publications préparatoires ont porté : *Congrès Médical de Paris* ; le compte-rendu, seul, a pris ce titre prétentieux, menteur et usurpateur : *Actes du Congrès Médical....* DE FRANCE !

» s'il ne l'est dans une des Écoles de Pharmacie... » — (Lo du 21 germinal an xi, art. 1er.)

Ainsi, voilà qui est clair, positif et facile à comprendre. Tel qui aurait découvert un remède souverain, une panacée, ne pourrait l'ordonner ni le débiter ; ainsi le veut la loi ; aussi depuis quarante-trois ans ceux qui pratiquent illégalement la médecine n'ont-ils aucune bonne excuse à donner.

Dans un procès récent et dont le retentissement a été immense, les choses s'étaient néanmoins présentées sous des couleurs particulières.

Il s'agissait d'une méthode curative découverte par M. Raspail, dont la réputation scientifique est universelle, mais qui n'est point médecin. Le camphre ayant fait l'objet des études de ce savant, il le proposa comme moyen curatif ; puis après avoir longtemps consulté seul dans son propre cabinet, et s'être ensuite associé avec un pharmacien, il crut devoir, dit-il à ses juges, régulariser sa position en se faisant assister par un Docteur en médecine, M. Cottereau, Professeur de la Faculté de Paris. Malgré les précautions de M. Raspail, le tribunal de la Seine l'a condamné à 15 fr. d'amende pour exercice illégal de la médecine. Il n'en pouvait être autrement, suivant nous.

M. Raspail a un remède ; il le croit souverain, et dans ses vues loyales, généreuses et tout à fait philanthropiques, — c'est notre opinion du moins, — il fait choix d'un pharmacien qui le vendra à un prix très-modéré, afin que chacun puisse en faire usage et le préférer à toutes les drogues mal préparées que débitent à Paris la plupart de ces marchands qui se décorent du titre de pharmaciens. Tout est bien jusque-là. Voyons ensuite.

« Tant que j'ai donné des consultations à moi seul, dit » M. Raspail, l'Association des médecins a gardé le si- » lence. » — Sans doute. Tant que M. Raspail s'est contenté de faire vendre son remède par un homme revêtu d'un titre légal, il n'y avait rien à lui dire.

« L'Accusation n'a d'autre base, ajoute-t-il, que *mon as-*
» *sistance* auprès de M. Cottereau. » (1) — L'Accusation ne
pouvait effectivement avoir de meilleures preuves d'une
pratique illégale, puisque de l'aveu de M. Raspail ce
n'est pas même lui qui est assisté par M. Cottereau, mais
au contraire lui Raspail qui assiste le docteur en médecine.

« Je suis accusé d'avoir violé la loi, dit surtout le sa-
» vant chimiste, par cela seul que j'ai voulu me conformer
» en tout à ses dispositions. La loi exige la garantie d'un mé-
» decin à diplôme ; le public exige ma garantie d'homme
» de bonne foi sans diplôme ; j'ai associé les deux garan-
» ties... » (2) — Ici, deux erreurs.

D'abord, *pour se conformer à la loi*, il faut se faire re
cevoir médecin si l'on veut exercer l'art de guérir ; il n'y a
point d'autre disposition législative que celle-là. En second
lieu, il n'est pas exact de dire que : « La loi exige la garantie
» d'un médecin à diplôme. » La loi n'admet pas d'exercice
médical *par procuration*, elle ne reconnaît pour médecin
que le citoyen porteur d'un diplôme ; et nul, à ses yeux,
n'a le droit de pratiquer la médecine *en se faisant assister*
d'un médecin !

Si en effet un individu non médecin pouvait pratiquer sous l'assistance d'un médecin, il exercerait par le
fait la médecine. La loi elle-même, il faut le remarquer,
a prévu ce cas ; elle a constitué deux ordres de médecins.
Le premier a toute omnipotence, le second est restreint
dans l'exercice de l'art ; et il se trouve des cas où l'officier
de santé est obligé de se faire assister par un docteur en
médecine.

Il résulte donc, de cet examen, que M. Raspail n'étant pas
officier de santé, ne devait en aucune circonstance se

(1) Procès et Défense de F. V. Raspail, page 52.
(2) Raspail, ouvrage cité, page 53.

3

croire à l'abri des poursuites de la justice en se faisant assister par un docteur en médecine.

Ce que M. Raspail chimiste et M. Cottereau médecin, tous deux hommes éminents, n'ont pas pu faire malgré leurs mérites connus, d'autres très-humbles et très-peu méritants essayent d'y parvenir. Eux aussi, s'annoncent publiquement comme donnant des consultations médicales; et de même que M. Raspail, — nous ne faisons ici, on le pense bien, aucun rapprochement entre ce savant et les individus qui prostituent dans Paris la médecine somnambulique, — de même que M. Raspail, disons-nous, ils se croient à l'abri en se faisant assister par un médecin! Nous allons, par pitié pour eux, par intérêt pour la science, par respect pour l'art sacré de la médecine, dans l'intérêt général enfin, prouver leur erreur.

Ici les commentaires, les explications, deviennent inutiles. Les faits existent; les lois aussi. Prenons les feuilles publiques depuis plusieurs années; ouvrons-les; que lit-on aux annonces?

« Somnambule dirigée par un médecin, rue...; mardis,
» jeudis, samedis, de midi à trois heures. Cette somnam-
» bule est citée, dans le Manuel de M. le docteur ***, comme
» la plus lucide de Paris. »

« Consultations de somnambule, par Mademoiselle
» V..., sous la direction d'un docteur en médecine, Rue.... »

« Somnambule, Madame L..., rue... Guérisons fréquentes
» de malades condamnés par les médecins. Consulte pour
» la province sur cheveux ou flanelles. Gratis en cas d'er-
» reur. Médecin attitré. (Aff. les envois.) »

Quelquefois ces annonces sont faites sans aucune indication du genre des facultés somnambuliques; telles que celles-ci :

» Mademoiselle D..., somnambule, visible tous les
» jours, de onze heures à quatre heures du soir, excepté
» les dimanches. Rue... »

» Consultations de somnambule, par Mademoi-
» selle V....Rue... »

Mais quelquefois aussi l'annonciatrice déroule ses titres
de gloire, et bat la grosse caisse dans les termes suivants :

« Somnambule, Madame L... M..., formée par M. l'Abbé
» Faria qui dans ses ouvrages la cite comme un prodige,
» est la doyenne et la plus expérimentée des somnambules
» médicales de Paris. — On consulte de onze heures à deux
» heures. *Sous la surveillance d'un médecin.* Rue... »

« Madame G..., *célèbre somnambule*, renommée par ses
» cures merveilleuses, a transféré son cabinet de con-
» sultations, sous la direction d'un médecin, rue...;
» séances de une à cinq heures.........»

Qu'est-ce que tout cela signifie ? Nous le demandons
aux femmes de bon sens, aux citoyens qui respectent les
lois et qui honorent le caractère du vrai médecin, la
face du monde scientifique est-elle donc changée ? Est-ce
que le sceptre médical est tombé en quenouille ? Par
quelle loi, depuis quand, un docteur en médecine est-il
autorisé à assister d'autres individus que l'officier de santé
dans l'exercice de son art ?

Il ne faut point ici rechercher et donner pour des excuses
ou des raisons les torts de la médecine parisienne envers
le magnétisme, les magnétiseurs et les somnambules ; la
conduite des uns n'autorise point celle des autres. Des individus, hommes ou femmes, non médecins et se disant
somnambules, ont-ils le droit de s'annoncer publiquement
comme donnant des consultations médicales ? Telle est la
question.

Supposons, en effet, que d'office ou sur une plainte
particulière, les quelques femmes ci-dessus nommées
soient traduites en justice. Qu'adviendra-t-il, suivant toute
apparence ?

Le Président à la femme X.... « Vous êtes accusée d'exercice illégal de la médecine. Vous vous annoncez, dans les journaux, comme donnant des consultations sur les maladies?

Réponse. Il paraît que je suis somnambule, et que dans cet état j'indique à mon médecin des remèdes pour les personnes malades.

Le Prés. Mais comment se fait-il que ce soit vous, et non votre médecin, qui vous annonciez comme donnant des consultations? Vous ne pouvez ignorer que vous n'avez pas e droit de pratiquer la médecine.

R. La loi exige la garantie d'un médecin à diplôme. Je me suis conformée à ses dispositions. (Système Raspail.)

Le Prés. Vous êtes dans l'erreur; la loi ne dit rien de semblable.

Si nous voulons bien admettre pour aujourd'hui que vous avez été de bonne foi, que vous êtes pure de tout compérage, nous devons vous engager à supprimer vos annonces et à vous mettre sous la protection réelle d'un médecin, si tant est que vous soyez médicalement bonne à quelque chose. Autrement, le tribunal userait de sévérité envers vous.

Le Président au médecin. Vous avez assisté la dame X... dans les consultations médicales qu'elle annonce publiquement comme somnambule?

R. Oui, Monsieur le Président.

D. Comme Docteur médecin, vous ne devez prêter votre concours qu'à l'Officier de santé, seule personne investie avec vous du droit d'exercer la médecine. Comment donc avez-vous sanctionné, par votre présence et votre approbation, l'infraction résultant de l'annonce publique des actes consultatifs de la dame X...?

R. Les docteurs en médecine et les officiers de santé se rendent d'habitude chez leurs clients. J'ai d'abord traité la dame X... pour maladie; reconnaissant ensuite sa grande lucidité comme somnambule, je lui ai présenté d'autres malades. Elle m'a proposé des remèdes ; je les ai critiqués ou approuvés selon mes connaissances ; j'ai été dans mon droit, je crois y être encore.

Le Prés. Le tribunal ne vous reproche pas de vous éclairer auprès d'un somnambule ; vous êtes en droit de chercher la lumière partout où vous pensez la trouver. On vous demande seulement comment vous, Docteur médecin, fait pour chaperonner l'Officier de santé ou la Sage-Femme, vous avez exercé votre art au domicile et sous le nom d'une personne étrangère à la médecine ?

R. Beaucoup de médecins consultent ailleurs que chez eux. Je reçois à mon domicile les malades que je soumets à la médecine ordinaire ; et, chez la dame X..., ceux que je traite par le magnétisme ou le somnambulisme.

L'Avocat du roi. Mais ce n'est pas sur l'annonce de votre nom que le public se rend au domicile de la dame X... c'est sur le sien. C'est encore en sa qualité de somnambule. Qu'en résulte-t-il ? C'est que le public pense que les somnambules ont droit de proposer et d'ordonner des remèdes, en un mot, de pratiquer la médecine ; et vous autorisez à le croire, puisque votre somnambule a soin de dire qu'elle est sous votre direction.

R. Un médecin appelle la clientèle comme il l'entend. Tel a une maison de santé qui est tenue par une personne entièrement étrangère à la médecine ; tel autre se rend dans un établissement gymnastique ou orthopédique qui est également tenu par des individus étrangers à l'art de guérir. Je me rendais donc chez la dame X..., comme je serais allé en maison de santé.

L'Avocat du roi. Le tribunal ne peut admettre votre système. Nous concevrions parfaitement qu'un individu, même étranger à la médecine, s'annonçât publiquement pour teni une maison de santé où l'on serait sûr de rencontrer des somnambules qui indiqueraient des remèdes contrôlés ensuite par un médecin. Nous trouverions alors naturel que ne voulant ou ne pouvant avoir de somnambules chez vous, vous vous rendissiez chez un individu connu pour en avoir. Mais autre chose est d'aller chez quelqu'un *qui est connu pour offrir des somnambules à consulter*, ou bien de se rendre chez le somnambule qui s'annonce LUI-MÊME à titre médico-consultatif. Dans le premier cas, qu'un homme ou une femme tenant maison de santé réunisse les genres de traitement magnétique, somnambulique, orthopédique, homœopathique, hydrothérapique, ou qu'il n'en ait qu'un seul, le public ne voit toujours dans le chef de la maison que le propriétaire de l'établissement et non le médecin. Mais la dame X... emploie ouvertement des manœuvres qui ont un résultat contraire ; son but patent, affiché, clair et précis, est de donner ELLE-MÊME des consultations !

Il devient donc évident que vous avez aidé la femme X... à tromper le public et à pratiquer illégalement la médecine.

R. Je n'ai jamais eu l'intention de tromper qui que ce soit, et je ne pense pas que personne ose le soutenir devant vous.

Le président. Le tribunal veut bien vous croire ; mais à l'avenir couvrez vos somnambules de votre nom, et ne leur permettez pas de s'annoncer sous le leur. Sinon, le tribunal y verrait une preuve de collusion, de compérage et de complicité. »

Nous espérons, en effet, que les magistrats qui ont déjà donné des preuves de l'intérêt qu'ils portent à la science magnétique et aux travaux des hommes laborieux qui la cultivent avec ardeur (1), voudraient bien user ici d'indulgence en considération des premiers pas embarrassés d'une pratique généralement repoussée et bannie par la médecine ordinaire ; mais nous n'en posons pas moins en principe ce qui suit :

(1) Voir Revue magnétique, tome 1er, pages 82 et 224.

Oui, un somnambule qui s'annonce publiquement, à titre médico-consultatif, même avec l'assistance d'un médecin, peut être justement inculpé d'exercice illégal de la médecine.

Oui, le médecin qui l'assiste peut être soupçonné de compérage et collusion, et inculpé de complicité.

SEPTIÈME ET DERNIÈRE QUESTION.

—

UN MÉDECIN, DEVENU SOMNAMBULE, PEUT-IL SIGNER ET FAIRE EXÉCUTER SES PROPRES ORDONNANCES ?

Au milieu des injures et des qualifications de bas étage prodiguées aux magnétiseurs par les membres du Congrès médical de 1845, le Rapporteur de la Commission sur la question de l'Exercice illégal de la médecine répondit au docteur Beaux qui l'avait interpellé au sujet du Somnambulisme : « Je vous ferai remarquer qu'il n'est pas ques- » tion de décider si le somnambulisme est une vérité ou un » mensonge. Il s'agit uniquement de savoir s'il y a ou non » exercice de la médecine. La commission pense affirmati- » vement. *Si le médecin était lui-même somnambule, il si-* » *gnerait ses ordonnances, et la* LÉGALITÉ SERAIT COM- » PLÈTE (1). » Or, il n'y a pas d'ânerie médico-magnétique plus flagrante et plus dangereuse que cette dernière alléga- tion. Il ne pouvait appartenir qu'à des praticiens aussi en- têtés que ceux de Paris, de décider, sans examen ni réflexion, qu'un médecin devenu somnambule peut continuer à traiter ses malades.

Car, enfin, qu'est-ce que le somnambulisme ? C'est ce que

(1) Actes du Congrès médical de Paris, session de 1845, page 193

la docte assemblée serait bien embarrassée de dire ; mais nous allons le lui apprendre.

« Le somnambulisme est un état mixte, particulier, abso-
» lument entre le sommeil et la veille, n'appartenant pas
» plus à l'un qu'à l'autre ; véritable concentration intérieure
» et intégrale de toutes les facultés.

» Il consiste souvent dans un sommeil apparent ; il a pour
» caractère principal de présenter un changement dans les
» relations de l'âme et du corps.

» C'est un état transitoire, une affection morbide, résultat
» d'une perturbation causée par les actions séparées ou com-
» binées de l'âme, du corps ou de la nature.

» Il est susceptible de direction et de perfection, sans
» pouvoir arriver à réunir avec un degré d'égale supério-
» rité toutes les facultés de l'homme qui veille. Si les unes
» s'exaltent, les autres sont affaiblies. Comme l'état de
» veille, il présente le tableau de l'erreur unie à la vérité,
» et le sujet qui s'y trouve est encore placé entre la folie et la
» raison (1). »

Ainsi, suivant nous, et nous sommes ici d'accord avec les maîtres de l'art (2), le somnambulisme est un état mixte, et qui demande à être surveillé avec le plus grand soin. Lucide sur un point, il est obscur sur un autre. Ce que le somnambule a bien vu la veille, il peut le voir très-mal le lendemain ; en un mot, il a besoin de direction ; abandonné à lui-même, il peut commettre des erreurs graves ; mal conduit, il suit la pente vers laquelle il se sent entraîné.

Les somnambules qui ne se trompent jamais sont rares ; ils ont cela de commun avec les hommes qui vivent de la vie ordinaire. On en a vu ordonner des remèdes qui aggra-

(1) Traité Pratique, Définition du Somnambulisme, page 566.

(2) Mesmer, Deuxième Mémoire, pages 80, 85, 94 à 100. — Puységur, Mémoires, p. 456. — Deleuze, Histoire Critique, tome I, p. 181
et suivantes. — Instr. prat., pag. 98 et suiv.

vaient la maladie, si le magnétiseur n'en eût pas fait l'observation (1) ; un grand nombre ont annoncé leur mort ou celle des autres, qui se sont trompés et ont fini par trouver des remèdes curatifs (2) ; en un mot, comme l'a très-bien dit Mesmer, « on peut comparer le somnambule à un télescope, dont l'effet varie comme les moyens de l'ajuster (3). » Si cela est, et ce n'est pas le Congrès qui pourra nous démentir, il est facile de comprendre qu'un médecin à diplôme, devenu somnambule, peut se trouver un pauvre sire médical et un homme fort dangereux.

Sans doute, comme l'a fait observer un médecin magnétiseur très-judicieux, le docteur Koreff, « les bons somnam- » bules sont, surtout dans les cas extraordinaires, CENT » FOIS MOINS EXPOSÉS A L'ERREUR QUE LES MÉDECINS » LES PLUS HABILES (4) ; » mais il faut qu'ils soient bons ! Or, combien sont lourds, stupides, hébétés ; ou bien vaniteux, imprudents, insouciants, distraits ! Les médecins devenus somnambules auront donc besoin, comme les hommes les plus ordinaires, d'être aidés, dirigés, soutenus, redressés, corrigés, éclairés.

Qui fera leur éducation ? sera-ce le Congrès ? Non, puisque, suivant lui, les médecins diplomés, bien que somnambules, ont le droit d'exercer *quand même!*

S'ils tuent, s'ils empoisonnent, qui désignera-t-on pour juger de leur état moral ? seraient-ce encore les membres du Congrès ? Ils oseraient peut-être bien en accepter la mission ; mais quel est le tribunal qui la leur confierait, lorsque de leur propre aveu et quels que soient d'ailleurs leurs mérites, ils ne sont encore après soixante-dix ans que des ânes en magnétisme ?

(1) Deleuze, Instruction pratique, pages 127 à 130.
(2) Deleuze, idem, page 122. — Koreff, Lettre d'un médecin étranger, page 422.
(3) Mesmer, Deuxième Mémoire, page 97. (4) Koreff, page 425.

Sans doute encore, le médecin peut aussi, en état somnambulique, se trouver supérieur à lui-même! C'est vrai, et nous en avons cité l'année dernière (1) un remarquable exemple dont nous avons été le témoin.

Éveillé, un jeune médecin somnambule répétait et appliquait les leçons de l'École de Paris; mais, en sommeil magnétique, il devenait fort plaisant de le voir se révolter contre les remèdes qu'il avait ordonnés lui-même en état ordinaire; se traitant de cuistre et de *Diafoirus dignus intrare*. Puis au sortir du sommeil, à la vue de ses ordonnances somnambuliques, il s'étonnait tantôt de la justesse de son diagnostic, tantôt de la saine appréciation de l'effet des remèdes ordonnés. Enfin, avec le temps, son tact médical et son jugement se trouvèrent considérablement augmentés.

Malheureusement, de quelque côté que l'on envisage le somnambulisme, il n'échappe pas aux erreurs de l'humanité; et le médecin le plus instruit, devenu somnambule, peut se trouver descendu au niveau de la brute ou de l'imbécile.

La Commission congressiste, chargée du rapport sur l'Exercice illégal de la médecine, a donc commis une grande faute en décidant implicitement qu'un médecin somnambule était apte à exercer sa profession. Heureusement cette faute est le résultat de son ignorance magnétique; et comme il est de la plus haute importance qu'elle soit promptement réparée, c'est à la Commission elle-même, à son examen plus réfléchi, à des études sévères et consciencieuses de toutes parts réclamées, que nous renvoyons l'intéressante question de savoir si un médecin devenu somnambule peut signer et faire exécuter ses propres ordonnances.

Nous serions heureux de pouvoir rendre justice à ses travaux. Si elle se trompe, nous relèverons ses erreurs.

(1) *Revue magnétique*, tome II, page 36.

RÉSUMÉ.

—

Les limites de l'esprit humain sont encore aussi inconnues que les effets de la matière. La découverte des propriétés médicinales du corps humain par Mesmer, celle des facultés somnambuliques par Puységur ; et celle, enfin, de la puissance motrice de la vapeur par Fulton, en sont les preuves.

Il est donc des choses que la loi n'a pas prévues, parce qu'elles étaient encore en germe et inaperçues, mais elle les atteindra un jour. Les lois sont comme les mots, elles naissent avec les besoins ou les habitudes des hommes.

En attendant que l'autorité gouvernementale ait fixé la position des magnétiseurs, leur intérêt et celui de la science exigent qu'ils apportent la plus grande circonspection dans leur conduite.

Si une médecine inquiète et jalouse, plutôt que charitable et digne, les signalait aux Autorités ou les traduisait devant les tribunaux, forts de leur conscience, recommandables par de nobles travaux, en possession d'une place restée vide, abandonnée et méprisée, puis enviée, disputée et honteusement revendiquée, tout indique qu'ils trouveront auprès du Gouvernement et des Magistrats, intérêt et bienveillance, justice et protection.

IN LEGIBUS SALUS.

———

POST-SCRIPTUM. — 20 Novembre 1846. — Nous avons dit, plus haut, que nous étions sûr d'être écouté en haut lieu ; nous avons même ajouté que les magnétiseurs pouvaient compter sur la bienveillance du gouvernement et des magistrats. Nos prévisions se réalisent. Voici la lettre que nous venons de recevoir.

UNIVERSITÉ DE FRANCE.

MINISTÈRE DE L'INSTRUCTION PUBLIQUE.

Paris, le 9 novembre 1846.

Monsieur Aubin Gauthier,

J'ai reçu, avec les lettres que vous m'avez fait l'honneur de m'adresser les 27 et 31 octobre dernier, deux numéros de la *Revue magnétique* (1) dans lesquels se trouvent traitées diverses questions sur la réforme de la législation médicale.

Je vous remercie, Monsieur, de cette communication, qui sera, de ma part, l'objet d'une attention particulière dans l'appréciation des éléments du projet de loi qui se prépare sur l'enseignement de la Médecine et de la Pharmacie.

Recevez, Monsieur, l'assurance de ma considération très-distinguée,

Pour le Ministre de l'Instruction publique,

Le Conseiller d'État, Directeur,

DELEBECQUE.

(1) Les brochures ayant pour titre : *Compérage Magnétique, Boucherie Chirurgicale, réprimées,* sont extraites des numéros 22 et 23 de la *Revue Magnétique.* (Septembre et Octobre).

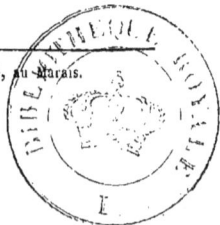

Imprimerie Doudey-Dupré, rue Saint-Louis, 46, au Marais.

TABLE DES MATIERES.

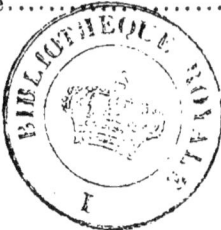

PUBLICATIONS NOUVELLES.

SOUS PRESSE:

TRAITÉ D'HYDROSCOPIE ET DE GÉOSCOPIE. — Recherches psychologiques et physiologiques sur les facultés de voir et sentir l'eau et les métaux dans les profondeurs de la terre. — 1 vol. in-8°.

DE CET ANIMAL DE MAGNÉTISME ET DU SOMNAMBULISME ENCORE PLUS ANIMAL COMPARÉS. — *Lettres d'un rat antique à un rat moderne*, recueillies et mises en ordre par MM. Pou, Peau et Vieille-Loque, Docteurs en Médecine de la Faculté de Paris, Membres de la Commission anti-magnétique, de la Commission anti-orthopédique, Rapporteurs à vie de toutes les commissions anti-scientifiques, anti-catholiques et anti-philosophiques de la Faction Académique et Hétéroclite de Paris.

Sommaire de l'Ouvrage : Livre 1er. — Introduction d'un Rat. — Somnambulisme des Rats de l'antiquité, — Rats Egyptiens, Grecs, Romains. — Admirables facultés de prévision du Rat antique. — Livre II. — Caractère du Rat somnambule. — Ses fonctions dans l'antiquité. — Rats civils; Rats militaires. — Belles actions de Rats somnambules; monuments élevés à leur gloire selon Hérodote, Ælien, Pausanias, et autres historiens. — Livre III. — Décadence des Rats; leur émigration de Rome considérée par les hommes les plus célèbres comme un signe certain de la chute de la République. — Rats du moyen âge; leur installation dans les caves de l'Académie Royale de Médecine de Paris. — Livre IV. — Découverte du somnambulisme des Rats modernes par les Docteurs Pou, Peau et Vieille-Loque; Rapport à l'Académie. — Fuite précipitée de tous les Rats somnambules, expliquée par Cicéron comme présage de la ruine de la Médecine parisienne. — Brochure in-8°.

EN VENTE:

BOUCHERIE CHIRURGICALE RÉPRIMÉE; Considérations sociales sur les attentats de la Médecine parisienne contre la vie des animaux; suivies d'une lettre de M. le Ministre de l'Instruction publique à ce sujet. — Brochure in 8°.   1 fr. 50 c.

ÉTRENNES MAGNÉTIQUES DE 1846, à propos des Congrès de Reims et de Paris en 1845, par une Mouche Parisienne dégoûtée de Congrès, de pain d'épice et de médecine. — Brochure in-8°,   1 fr. 50 c.

REVUE MAGNÉTIQUE, Journal des Faits et des Cures magnétiques et somnambuliques, des Théories, Recherches historiques, Discussions scientifiques et Progrès généraux du Magnétisme en France et dans les pays étrangers. — Tomes 1 et 2; première et deuxième années.

Ce Journal paraît une fois par mois. Prix : 24 fr. par an, pour Paris; 26 fr. pour les Départements.

Bureaux : rue Bréda, 28, avenue Frochot, 3.

PARIS. — IMPRIMERIE DE Mme Ve DONDEY-DUPRÉ,
Rue Saint-Louis, 46, au Marais.

www.ingramcontent.com/pod-product-compliance
Lightning Source LLC
Chambersburg PA
CBHW050549210326
41520CB00012B/2779